VALEUR ANTIPYRÉTIQUE

DE L'ACIDE PHÉNIQUE

DANS LE

TRAITEMENT DE LA FIÈVRE TYPHOÏDE

ACIDE PHÉNIQUE OU BAINS FROIDS ?

Rôle du traitement par les Bains froids dans les Hôpitaux militaires

PAR

LE Dr FRANTZ GLÉNARD

Médecin de l'Établissement thermal de Bourbon-Lancy.

———

AVEC UNE PLANCHE LITHOGRAPHIÉE

PARIS

A. DELAHAYE ET E. LECROSNIER, ÉDITEURS

Place de l'École-de-Médecine.

———

1881

ACIDE PHÉNIQUE OU BAINS FROIDS ?

DU MÊME AUTEUR

Du traitement spécifique de la fièvre typhoïde par la méthode du docteur Brand (de Stettin). (Lyon Médical, 1873.)

Du traitement de la fièvre typhoïde par les bains froids à Lyon, de juillet 1873 à janvier 1874. (Lyon Médical, 1874.)

Note sur un appareil permettant de démontrer expérimentalement l'indépendance qui existe entre la voix et la parole. (Lyon Médical, 1874, et Société de Biologie, 1876.)

Contribution à l'étude des causes de la coagulation spontanée du sang à son issue de l'organisme. Application à la transfusion. (Thèse de Paris, 1875.)

Du rôle de l'acide carbonique dans la coagulation spontanée du sang. Réponse à MM. Mathieu et Urbain. (Comptes-Rendus de l'Académie des sciences, 1875.)

Étude physiologique sur le souffle maternel et sur la paroi abdominale des femmes enceintes. (Archives de Tocologie, 1876.)

Sur la localisation définitive du souffle de la grossesse. (Archives de Tocologie, 1876.)

Lyon.— Imp. Th. GIRAUD, rue de la Barre, 12.

VALEUR ANTIPYRÉTIQUE

DE L'ACIDE PHÉNIQUE

DANS LE

TRAITEMENT DE LA FIÈVRE TYPHOÏDE

ACIDE PHÉNIQUE OU BAINS FROIDS ?

Rôle du traitement par les Bains froids dans les Hôpitaux militaires

PAR

Le Dr Frantz GLÉNARD

Médecin de l'Établissement thermal de Bourbon-Lancy.

AVEC UNE PLANCHE LITHOGRAPHIÉE

PARIS

A. DELAHAYE et E. LECROSNIER, ÉDITEURS

Place de l'École-de-Médecine.

1881

VALEUR ANTIPYRÉTIQUE DE L'ACIDE PHÉNIQUE

DANS LE

TRAITEMENT DE LA FIÈVRE TYPHOIDE

ACIDE PHÉNIQUE OU BAINS FROIDS ?

RÔLE DU TRAITEMENT PAR LES BAINS FROIDS DANS LES HÔPITAUX MILITAIRES

On savait bien, et depuis que l'acide phénique est entré dans la matière médicale, que l'intoxication par cet agent s'accompagne d'un abaissement de la température. De nombreuses observations en témoignent.

Ce qu'on ne savait pas, c'est que cette propriété du toxique peut être utilisée pour abaisser la température du fébricitant, avec une suffisante impunité, et, bien plus, qu'on peut administrer cet agent d'une façon méthodique, suivie et presque régulière dans les affections à cycle fébrile prolongé.

C'est à M. *Desplats*, professeur de la Faculté libre de Lille, que revient l'honneur de cette démonstration. Nous avons, pour apprécier les faits nouveaux, les deux mémoires de cet auteur présentés à l'Académie de médecine, l'un par M. Desplats lui-même, le 8 septembre 1880, l'autre par M. Maurice Raynaud, le 14 décembre de la même année (1).

Bientôt après, en 1881 (2), paraît la thèse inaugurale de M. S. *Van Oye*, un élève du docteur Desplats, avec le titre : « De l'action de l'acide phénique sur les fébricitants. »

(1) Note sur l'emploi de l'acide phénique comme agent antipyrétique, par H. Desplats. Paris B. Baillère, 1880.
(2) S. Van Oye. Paris, Delahaye, 1881.

Dans cet intervalle et avant le second mémoire de M. Desplats, la Société des sciences médicales de Lyon recevait communication d'un mémoire de M. *Claudot*, médecin major de 1ʳᵉ classe à l'hôpital militaire de la Charité, sur « *l'action antipyrétique des lavements phéniqués* » (1).

Dans ce travail, M. Claudot circonscrit pour ses recherches le champ d'application du nouvel antipyrétique à son intervention dans le traitement de la fièvre typhoïde, présente l'histoire de 43 malades qu'il a pu traiter par l'acide phénique en l'espace de trois mois, grâce à une épidémie qui sévissait à ce moment à l'hôpital militaire, et conclut de ses .expériences que le traitement par l'acide phénique abaisse le taux de la mortalité de la fièvre typhoïde et constitue une méthode supérieure à celle des bains froids.

J'ai saisi l'occasion, que me donnait la Société des sciences médicales en me chargeant du rapport sur le mémoire de M. Claudot (2), pour joindre à l'analyse approfondie de ce travail les faits qui, dans les deux autres documents, étaient relatifs à la fièvre typhoïde et pouvaient, en complétant ou contrôlant les données de M. Claudot, permettre de porter un jugement sur la *phénothérapie antipyrétique* de la fièvre typhoïde et la comparer au *traitement par les bains froids*.

C'est ainsi que l'appréciation du traitement par l'acide phénique à dose antipyrétique reposera, non plus seulement sur 43 cas, mais sur le nombre déjà respectable de 79 fièvres typhoïdes traitées par l'acide phénique (3).

(1) Mémoire non publié à ce jour.

(2) Au nom d'une commission composée de MM. Raymond Tripier, Garel et Frantz Glénard, rapporteur.

(3) Les observations des auteurs qui ont administré l'acide phénique comme antipyrétique dans la fièvre typhoïde ne peuvent malheureusement nous servir, soit parce que les doses y sont trop minimes pour provoquer l'abaissement de température ou les autres symptômes phéniqués, soit parce que l'observation n'était pas dirigée dans ce sens, soit enfin parce que la combinaison avec des affusions froides (Pécholier) empêche de faire à l'acide phénique la part qui lui reviendrait dans l'hypothermie. D'ailleurs l'acide phénique à dose antiseptique paraît avoir vécu. Voir :

I

ANALYSE DE 79 OBSERVATIONS DE FIÈVRE TYPHOÏDE TRAITÉES
PAR L'ACIDE PHÉNIQUE A DOSE ANTIPYRÉTIQUE.
(Observations de MM. Desplats, Claudot, Van Oye.)

Dans le premier mémoire de M. Desplats, il est question de *cinq* malades atteints de fièvre typhoïde, soumis au traitement phéniqué antipyrétique, chez lesquels on obtint « à volonté l'abaissement de la température par « l'administration de lavements phéniqués. Ce résultat n'a « même pas manqué chez l'un d'eux, entré dans un état des « plus graves et qui a fini par succomber. »

Deux observations sont citées avec quelques détails, mais seulement au point de vue de l'abaissement de température et des symptômes caractéristiques que détermine l'acide phénique. Il n'est nullement question des autres symptômes

STEPHEN-SKINNER. On the treatment of enteric fever by use of internal desinfection (The Practitionner, septembre 1873).

G. PÉCHOLIER. Sur les indications du traitement de la fièvre typhoïde par la créosote ou l'acide phénique et les affusions d'eau froide (Montpellier médical, juillet 1874).=3 à 5 gouttes d'acide phénique dans 120 gr. d'eau, gomme, essence de citron, une cuillerée toutes les deux heures.

V. MURALT (1876).

C. TEMPESTI. Usage de l'acide phénique dans la fièvre typhoïde. (Lo sperimentale, janvier 1877)

E. TOMCZANY. (Pester med. chirurg. Presse.) = 0,18 d'acide phénique dans 120 gr. de décoction, par jour, pendant 2 à 5 jours.

ROTHE, d'Altenburg. (Allgemeine med. Centralzeitung, 6 novembre 1880.) Enveloppements froids permanents les premiers jours et, pendant deux à trois semaines, la potion : acide phénique et alcool, ââ 0,50 cent à 1 gr. ; aconit, 1 gr.; huile de menthe, iii gouttes ; teinture d'iode, xv gouttes ; eau, 100 ; sirop d'écorces d'oranges, 20. = Une cuillerée toutes les heures.

JOEDIM, SANSSOM, HABERSOHN.= Pilules de 0,20 à 0,50 par jour.

SYMONEAUX. Traitement abortif de la fièvre typhoïde dans l'épidémie du canton de Perros (Bulletin de l'Acad. de méd., juillet 1880).

ROYER. De l'acide phénique et du phénate de soude dans la fièvre typhoïde (thèse Paris, 1881).

de la fièvre typhoïde et l'on ne peut apprécier l'influence exercée sur la maladie.

Dans ce premier mémoire, M. Desplats se préoccupe seulement de prouver que l'acide phénique abaisse la température fébrile; que cet abaissement peut être maintenu et accru par l'administration de nouvelles doses; que les doses considérées comme toxiques peuvent être dépassées sans danger, et portées à 8, 10, 12 gr. pendant plusieurs jours de suite, sans accident.

Trois mois après, le même auteur apporte des observations nouvelles, parmi lesquelles *dix* cas de fièvre typhoïde; trois sont relatées avec détails : — la première parce que la malade était *albuminurique* avant le traitement, qu'elle a pourtant bien supporté, et parce qu'elle ne succomba pas à une complication de *pneumonie* survenue le 21ᵉ jour ; — la seconde dans laquelle il s'agit d'une *enfant* de 10 ans, qui en dix jours put absorber 37 gr. d'acide phénique et guérir sans avoir présenté d'autre signe d'intolérance de l'acide phénique, que des *vomissements* deux jours de suite,— et enfin la troisième est relatée comme spécimen d'un cas compliqué de *collapsus*, et néanmoins suivi de guérison.

Sur les sept autres malades, il y eut deux morts à enregistrer.

Parmi les conclusions, celle qui nous intéresse le plus donne l'éveil sur la possibilité des *dégénérescences graisseuses* du rein et du cœur, consécutivement à l'administration prolongée des lavements phéniqués.

En janvier 1881, M. Van Oye dans une thèse très-intéressante et fort bien étudiée, présente une histoire d'ensemble sur la médication phéniquée dans les diverses maladies fébriles, à laquelle il consacre quatre chapitres relatifs : à l'historique, — à l'application antipyrétique proprement dite, dont il revendique pour M. Desplats la priorité,— à une étude détaillée des effets antipyrétiques,— et enfin à l'élimination de l'acide phénique.

Sur les 29 observations de malades publiées dans ce travail, il en est 22 ayant trait à des fièvres typhoïdes, recueillies avec un soin extrême et dont deux nous sont déjà connues par les mémoires de M. Desplats.

Outre ces 20 cas nouveaux, sur lesquels il y a trois décès, M. Van Oye parle incidemment et sans insister d'un typhique mort de congestion pulmonaire aiguë et dont il publiera plus tard l'observation.

Je m'empresse de dire que, à l'exemple de son maître, M. Van Oye envisage surtout les observations de fièvre typhoïde comme documents pouvant servir à l'étude de l'action antipyrétique de l'acide phénique sur le processus fébrile en général.

C'est incidemment qu'il relève quelques conclusions applicables à la fièvre typhoïde, et notre tâche sera de dégager et de mettre en saillie les faits qui peuvent éclairer le rôle de l'acide phénique dans le traitement de cette maladie.

§ I. — *Méthode de traitement.*

A. La *méthode* employée par M. Claudot dans le traitement de ses 43 fièvres typhoïdes a été la suivante, ainsi qu'il résulte du dépouillement des observations :

Administrer à partir du 9e au 12e jour de la maladie, et jusqu'à la défervescence, c'est-à-dire pendant une dizaine de jours, *deux lavements par jour*, l'un à 8 heures du matin, l'autre à 4 heures du soir, de 1 gr. à 1 gr. 50 d'acide phénique dissous dans 150 gr. d'eau froide (à 20°). Cette dose, la plus généralement employée, pouvant, dans certains cas, être modifiée suivant l'intensité de la maladie ou la susceptibilité des malades, entre 2, et au maximum 6 grammes par jour ; la dose totale pour la durée de la maladie, toujours supérieure à 30 gr., a atteint chez quelques malades 50, 60 et même une fois 75 grammes d'acide phénique.—A côté de cela *traitement symptomatique habituel* : laxatifs au début, alcool et quina, alimentation et vin de Bagnols contre l'adynamie ; bromure de potassium et compresses froides contre l'insomnie et la céphalalgie ; opiacés et astringents contre la diarrhée. Dans les cas très-graves, des bains froids et, dans presque tous, des lotions réfrigérantes de temps en temps.

Cette méthode appliquée au traitement de 43 typhiques, dont 31 graves ou très-graves et 12 moyens ou abortifs, a donné 38 succès et 5 morts, soit une *mortalité* de 11,6 °/₀, qui constituerait un réel progrès sur la mortalité moyenne (18 °/₀) des fièvres typhoïdes au même hôpital militaire, pendant les trois mois qui ont précédé l'introduction du traitement de M. Claudot, si l'épidémie n'eût été, en général, bénigne et ne se fût trouvée à son déclin (Claudot).

B. Avec MM. Desplats et Van Oye, le traitement est différent, il l'est suffisamment pour qu'on doive en tenir compte dans la comparaison des résultats, qu'ils ont obtenus, avec ceux de M. Claudot.

Avec les médecins de Lille, le traitement ne consiste plus en deux lavements de 1 gr. à 1 gr. 50 par jour, mais bien en une *intervention constante*, jour et nuit : par la bouche avec des juleps phéniqués de 1 gr. ; par le rectum avec des lavements de 0,25 à 0,50, 0,75 ou 1 gr. répétés toutes les trois heures à peu près ; dans quelques cas, c'est une injection continue par une sonde à demeure, débitant la solution phéniquée goutte à goutte dans le rectum, et jusqu'à 3, 4 gr. de phénol pendant des 4, 5, 10 heures consécutives ; dans d'autres, ce sont des injections sous-cutanées d'acide phénique ; dans un cas, la pulvérisation phéniquée se combine avec les autres procédés.

Les doses atteignent souvent 6, 8, 12 gr. par jour.

On les renouvelle aussitôt que leur effet semble épuisé, à moins que la menace de collapsus, les vomissements ou l'état des urines ne forcent à les interrompre pour recourir au malaga ou à l'eau de Seltz.

Cette méthode appliquée au traitement de 36 malades donne 7 décès, soit 19,4 °/₀.

Sur les 22 malades dont les observations complètes sont publiées, il y a :

11 hommes de 17 à 22 ans (1 de 33, 1 de 43 ans) ;

8 femmes de 16 à 28 ans ;

3 enfants au-dessous de 12 ans.

Les malades sont tous, sauf un seul, malade depuis 14 jours, entrés à l'hôpital dans les huit premiers jours de la maladie; c'est aussi dans ce délai qu'on a débuté pour l'administration de l'acide phénique. A cet égard, les auteurs, pas plus que M. Claudot, ne font aucune réserve pour l'efficacité de leur traitement, suivant que son application commence plus ou moins tardivement après le début de la maladie.

La *durée du traitement* phéniqué a été très-variable, mais je trouve, en moyenne, 12 jours (une fois 3 jours, une fois 28 jours).

La *dose totale* administrée pendant la maladie a été, autant que j'aie pu le calculer, de 35 gr. en moyenne (chez 4 malades : 68 gr. 45 en 13 jours ; 100 gr. en 8 jours ; 117 gr. 30 en 10 jours ; 120 gr. en 21 jours). Dans un cas la dose atteignit, en un seul jour, 14 gr. par lavements de 3 gr. chaque.

Les indications autres que l'hyperthermie étaient du reste remplies, comme chez les malades de M. Claudot, par la médication symptomatique habituelle.

§ 2. — *Effets physiologiques.*

L'effet physiologique le plus frappant du lavement phéniqué, celui qui justifie, aux yeux de M. Claudot, son emploi dans la fièvre typhoïde, se manifeste par un *abaissement de la température fébrile.*

TEMPÉRATURE. — La chute thermique, mesurée dans l'aisselle, atteint de 1° à 1°,2, quelquefois 2° ; cette rémission s'établit graduellement entre une et deux heures après le lavement, de telle sorte que son maximum se trouve au moment le plus éloigné, soit deux à trois heures, de l'administration de l'acide phénique : c'est du moins ce qu'ont observé, dans un certain nombre de cas, M. Claudot et son collègue M. Bruant. Un exemple est cité à l'appui.

Les observations de M. Van Oye confirment pleinement ces faits ; mais le bénéfice lentement acquis par le malade est reperdu presque aussitôt, et on voit la température, à peine son minimum atteint, remonter brusquement plus haut qu'à son point de départ.

C'est pourquoi il est si fréquent, je pense, de se trouver

encore, le 18ᵉ ou le 20ᵉ jour, en face de températures vespérales de 40°, pourquoi la *ligne thermique moyenne* du
cycle fébrile, ainsi que je l'ai observée sur une des observations les plus détaillées de M. Van Oye est, pour la plupart
des malades, voisine de 39°,5 jusqu'à la fin de la maladie.
Au reste, l'administration continue de l'acide phénique à
l'aide d'un « *siphon injecteur* » même à la dose de 2 gr.
en 3 heures, n'empêche pas la température de remonter : « le
lavement intermittent à dose massive donne de meilleurs
résultats (Desplats) » (1).

Pour faire apprécier l'influence de ces soustractions de
chaleur sur la marche générale de la température fébrile,
M. Claudot a annexé à son travail 56 *courbes* de fièvre typhoïde, les 43 courbes cliniques qui sont le thème de ses
observations, et 13 courbes qu'il appelle plus spécialement
physiologiques, parce que la température après chaque lavement s'y trouve notée. Ces dernières courbes ont trait à
des malades dont les observations ne sont pas communiquées :
trois, dont un décès, étaient dans le service de M. le professeur Paulet; quatre, dont un décès, dans le service de
M. Bruant ; les six autres, tous guéris, n'offrent pas de
mention à cet égard.

La thèse de M. Van Oye renferme, en outre, 14 tracés de
fièvre typhoïde.

Trois faits m'ont particulièrement frappé dans leur exa-
men : d'abord l'*irrégularité* des oscillations thermiques, qui
fréquemment évoluent par de réels soubresauts, à ce point
qu'en plein acmé on trouve des températures vespérales de
convalescence, quelquefois des chiffres de collapsus ; et,

---

(1) Obs. XX, par exemple : « 10 h. T. ax. 40°,4; on donne un lavement contenant 1 gr. d'acide phénique en solution au 1/100, et on
installe un siphon rectal qui injecte en une demi-heure 1 gr.

10 h. 30. T. 39,8. R. 48. Sudation modérée à la face, peu de rougeur.

11 h. 15. T. 38,8. 1 gr. a été injecté depuis 3/4 d'heure.

2 h. soir. T. 40,2. 1 gr. 25 a été injecté depuis 11 h. 15; on donne un
lavement acide phénique 0,50 centigr.

2 h. 30. T. 41,6. Lavement acide phénique 0,50. »

dans le second stade, des températures d'acmé, des réascensions inexpliquées, jusqu'à la fin de la maladie, qui peut survenir brusquement après des chiffres de 40° et même 40°,5 ; l'*élévation* du niveau de la ligne moyenne thermique des oscillations de chaque jour, qui se poursuit avec une grande irrégularité ; enfin l'*amplitude* des oscillations tellement manifeste que M. Claudot regarde cette forme *amphibole* comme un des caractères du traitement phéniqué : les différences de 1° entre le matin et le soir sont communes, celles de 2° fréquentes, et dans une dizaine d'observations, je trouve des écarts de 3° entre la température du matin à huit heures, et celle du soir à quatre heures, avant les lavements.

Je rappelle que les températures étaient mesurées sous l'aisselle.

M. Claudot a noté quelque part ce fait intéressant que, chez un malade auquel il substitua pendant deux jours le sulfate de quinine à l'acide phénique, les oscillations diminuèrent aussitôt d'amplitude, en même temps que la courbe reprenait une marche ascendante.

L'acide phénique abaisse donc la température du fébricitant ; quatre ou cinq fois seulement, je trouve notée une élévation de quatre à six dixièmes une heure après le lavement.

N'oublions pas, pour être complet, que la température des lavements était toujours froide, mais que, dans un cas où l'on dut, pour satisfaire aux appréhensions du malade, en administrer de tièdes, les résultats furent aussi favorables, ce qui fait dire à M. Claudot que le lavement phéniqué joint une action spécifique à son action réfrigérante.

Suivant lui, cette action réfrigérante doit être attribuée à l'absorption de l'acide phénique et à son influence directe sur les causes du processus fébrile, par l'intermédiaire du système nerveux et, en particulier, de la moelle. Il n'est, d'ailleurs, nulle part question d'une action antiseptique.

C'est ici le lieu de signaler cette particularité que l'abaissement de température consécutif à l'absorption d'acide phénique est constaté seulement chez le fébricitant. Il n'en est pas de même sur l'homme sain, ainsi que cela résulte de ses *expérimentations physiologiques : la température chez l'homme sain reste stationnaire sous l'influence de l'acide phénique* administré en lavements, à des doses variant de 1 à 6 grammes par jour. C'est, du reste, la conclusion de M. Claudot lui-même (1).

Frissons et sueurs. — Outre le phénomène d'abaissement de la température fébrile, on observe, au bout de quelques jours, que le lavement provoque, entre quinze minutes et deux heures après son administration, des *frissons* et des *sueurs profuses :* leur intensité est même parfois assez grande pour nécessiter l'interruption du traitement et lui faire substituer les toniques et les excitants. L'action diaphorétique, qui est en même temps dépressive, dit M. Claudot, se manifeste chez la moitié des malades et paraît être, en général, un indice favorable pour le pronostic.

J'ai relevé cette action chez tous les malades de MM. Desplats et Van Oye. Moins d'une demi-heure après l'injection, la face devient vultueuse, les sueurs profuses apparaissent et *inondent* le malade pendant deux heures à deux heures et demie; à ce moment la température, qui s'est abaissée peu à peu, touche son minimum, « ne s'y arrête pour ainsi dire « pas et se relève aussitôt avec une grande rapidité. Plu- « sieurs fois nous avons constaté en moins de deux heures « des ascensions de 3 et 4 degrés. Ces ascensions brusques « s'accompagnent d'un cortége de symptômes qui ressem- « blent, à s'y méprendre, au stade de frisson de la fièvre « intermittente : les extrémités sont froides et décolorées, le « nez est pincé, les lèvres sont bleuâtres, la face grippée; « tout le corps est agité d'un tremblement qui s'accroît au « moindre contact ou dès qu'on soulève les couvertures. » (Desplats.)

« Pendant que dure *le frisson, qui se prolonge quelque-*

(1) Par des expériences faites sur lui-même, M. Van Oye arrive à la même conclusion (p. 112).

« *fois une heure et une heure et demie*, la température
« s'élève rapidement et atteint habituellement un degré su-
« périeur à celui qu'elle avait avant le début du traitement,
« on peut obtenir alors un nouvel abaissement par l'admi-
« nistration d'une nouvelle dose d'acide phénique; on peut
« même interrompre le frisson et arrêter le mouvement
« ascensionnel de la température. Comme si l'organisme
« s'habituait à l'impression produite par l'acide phénique,
« il faut, dans le cas où la maladie dure longtemps, en ad-
« ministrer des doses *toujours croissantes* (1). » (Desplats.)

Le tableau précédent est bien la reproduction fidèle des
symptômes qu'on retrouve dans toutes les observations de
M. Van Oye et qui sont le cortége habituel du lavement
phéniqué : 0,25 centigr. en lavement suffisent à les provoquer dans un certain nombre de cas.

Circulation. — M. Claudot ne nous dit rien de l'influence
de l'acide phénique sur le pouls et la circulation ; mais nous
verrons qu'il favorise le collapsus, et le collapsus trahit
l'insuffisance du cœur.

Dans la thèse de M. Van Oye, le fait qui me semble le plus
frappant et qui a passé inaperçu, puisque l'auteur n'ajoute
aucun commentaire aux chiffres relevés dans ses observations, c'est le défaut presque constant de concordance entre
le pouls, la température et la respiration : j'ai noté, en
effet, à un grand nombre de reprises, des chiffres analogues
aux suivants, que je cite au hasard :

Pouls 90	R. 36	T. 38°,5
Pouls 106	R. 16	T. 39°,2
Pouls 96	R. 52	T. 40°,3
Pouls 88	R. ?	T. 40°,0
Pouls 72	R. 40	T. 39°,0

(1) M. Van Oye cite le fait très-intéressant d'un malade chez lequel il in-
jecta 1/2 milligr. de *sulfate d'atropine* immédiatement avant l'administration de 1 gr. d'acide phénique en lavement. « L'hypérémie de la face,
dit-il, s'est montrée plus vive que jamais, mais la peau est demeurée sur
tout le corps d'une sécheresse absolue, et l'abaissement thermique a été
moitié moins rapide et moins profond qu'à l'ordinaire. » (P. 116.)

Je crois, à cet égard, qu'on peut soutenir une opinion diamétralement opposée à celle de M. Van Oye, qui dit : « Nous pensons que l'influence sur le pouls et la respiration dérive uniquement de la modification éprouvée par la température, et non d'une action spéciale exercée par le phénol sur ces fonctions. » (Van Oye, loc. cit., p. 105.)

Cette remarque, et je n'ai pas le temps d'insister, doit éclairer le rôle hypothermisant de l'acide phénique, qui est sans contredit, je pense, le rôle d'un toxique.

Comme ACTION SUR LES MUQUEUSES, on remarque que la sécheresse de la langue paraît se dissiper plus tôt, alors même que la stupeur et l'hyperthermie persistent : ce serait, à la vérité, un précieux bienfait, comme le veut M. Claudot, si en même temps l'appétit et les fonctions digestives reparaissaient, ce qui n'est signalé nulle part dans les observations. Il ne ressort pas des recherches de M. Claudot que la fonction intestinale soit notablement modifiée : nous le voyons avoir recours tantôt aux opiacés ou astringents contre la diarrhée, tantôt aux laxatifs contre le météorisme ou la constipation ; dans ce dernier cas, il suspend les lavements phéniqués. L'auteur a toutefois été frappé de deux faits : le premier, que l'acide phénique ne cause aucun désordre local ; le second, que la muqueuse du côlon, dans ses autopsies, était remarquablement saine.

Je ferai remarquer, en passant, que ce dernier fait est la règle, quel que soit le traitement employé.

En général, le malade garde pendant une à deux heures son lavement phéniqué. Il est à regretter qu'on n'ait pas cherché dans les selles à apprécier la valeur de l'absorption.

A ce dernier point de vue, la *sécrétion urinaire* ne nous fournit pas de notions plus précises. M. Claudot a noté que les urines semblent augmenter au bout d'un certain temps ; que la coloration verdâtre apparaît en général au bout de quelques jours ; mais rien de précis, pas même dans ses expérimentations sur l'homme sain, qui lui permette de conclure sur le rapport entre les signes de coloration, seuls indices recherchés par l'auteur, et l'indication, soit d'augmenter, soit de diminuer ou de suspendre le médicament.

La complication de polyurie et la couleur noire des urines se présentent fréquemment dans les observations de M. Van Oye.

§ 3. — *Intoxication.*

On voit pourtant que M. Claudot attacherait une très-grande importance à ces recherches et qu'il redoute surtout l'*intoxication phéniquée* de ses malades : il a dû même, sous l'empire de cette appréhension, — que je comprends d'autant mieux que, d'un côté, le rein typhique se prête mal à l'élimination et que, de l'autre, aucune règle expérimentale ne préside encore à la posologie, — il a dû, pour agir avec sécurité, diminuer en général les doses ou même, dans certains cas, suspendre totalement la médication.

M. Claudot n'a pourtant observé aucun des phénomènes avant-coureurs de l'empoisonnement, tels que : haleine odorante, symptômes oculo-pupillaires, respiration superficielle et stertoreuse, etc. Tout s'est borné, chez ses malades, à de la *céphalalgie*, de la *dépression*, des *frissons* et de la *diaphorèse* sans intensité trop inquiétante, sauf dans quelques cas où il y eut en même temps menace de collapsus.

Au surplus, toute la question, comme le dit encore fort bien M. Van Oye, dont les réticences offrent un contraste frappant avec la confiance si absolue de son maître, M. Desplats, toute la question réside à bien fixer « la « limite, la distinction tranchée entre les effets toxiques « d'un médicament et ses effets thérapeutiques. »…. On dira : « Cette *action déprimante* de l'acide phénique « sur la température est un effet toxique. C'est en le sou- « mettant à une véritable intoxication que l'on arrive à re- « froidir ainsi le malade, et ce refroidissement n'est que le « prélude des phénomènes plus graves qu'on produit avec « des doses plus élevées, et qui vont jusqu'au collapsus. Soit, « c'est bien ainsi que nous considérons nous-même l'action

« du phénol ; mais cette manière de voir n'a, pensons-nous,
« rien qui doive effrayer, ni détourner de son emploi. »
(Van Oye.)

Cette limite est malheureusement très-difficile à fixer ; je
dis plus, il est impossible de ne pas la franchir. Tel malade,
chez lequel une faible dose a suffi pour abaisser la température et produire des symptômes prononcés de *phénicisme*,
sera forcément intoxiqué par les doses suivantes, dont l'administration sera nécessaire pour maintenir et renouveler
l'abaissement thermique. On voit du reste la même dose produire des effets très-variables d'intensité, suivant le moment
de son administration, chez un même sujet (1).

On observe chez les malades de M. Van Oye les *accidents*
suivants que lui-même impute bien à l'action toxique du
médicament :

Vomissements répétés, chez six malades, entre le 5ᵉ et
le 11ᵉ jour du traitement.

Collapsus, chez quatre malades.

Polyurie, chez trois malades, pendant la convalescence,
avec émission, dans un cas, de 5 litres 1/2 en 24 heures,
pendant plusieurs jours.

Albuminurie, dans un cas où l'absence d'albumine dans
les urines avait été expressément notée avant le traitement.

Les *congestions pulmonaires* sont enfin « le danger à
craindre et à éviter », ainsi que M. Van Oye le dit dans sa
11ᵉ conclusion.

Une fois des *accidents convulsifs*, tout à fait semblables
à une attaque d'éclampsie, pendant 12 à 15 minutes (Desplats).

Il est vrai que les malades guérissent malgré ces accidents ;
que le collapsus même, dit M. Desplats, se termine toujours

____

(1) « C'est ainsi que nous avons vu l'abaissement thermique dépasser
le niveau physiologique à la suite de doses qui, dans des cas infiniment
plus nombreux, n'ont pas produit ces effets exagérés. C'est ainsi que *cet
abaissement* est, au contraire, *tardif, difficile à obtenir et très-passager*,
au moment où la température tend avec énergie *vers son exacerbation
quotidienne*. » (Van Oye, p. 103.)

d'une façon heureuse et semble « donner une tournure plus favorable à la maladie ».

Mais cela prouve, en définitive, il me semble, que le malade était assez robuste pour triompher à la fois et de la fièvre typhoïde et de l'acide phénique.

§ 4. — *Effets thérapeutiques.*

En somme, si nous voulons résumer les *effets thérapeutiques* obtenus par l'acide phénique à dose antipyrétique dans le traitement de la fièvre typhoïde, nous voyons, avec M. Claudot, qu'ils paraissent favorables, surtout dans les cas graves, avec cette restriction que leur efficacité est *nulle* dans les formes *ataxiques,* dans les cas d'*hyperthermie* exagérée et tenace, — contre lesquels l'auteur a recours aux lotions réfrigérantes ou aux bains, — et qu'elle semblerait réelle, en dépit du collapsus déterminé chez quelques-uns, seulement dans les formes adynamiques.

A part l'abaissement de température, sauf les frissons et la diaphorèse que détermine l'acide phénique, sauf l'humectation de la langue qui réapparaît plus tôt sous son influence, on ne peut imputer à cet agent aucune action sur les autres symptômes.

On voit, d'ailleurs, que la fièvre suit son cours : son cycle n'est pas abrégé, la période d'augment n'est pas entravée ; la stupeur, l'ataxie, le mal de tète, les hallucinations, le délire, l'insomnie persistent ; l'inappétence, le trouble des fonctions de l'estomac et de l'intestin ne sont pas modifiés. Les malades maigrissent beaucoup et leur extrème pâleur est notée dans toutes les observations de M. Van Oye.

M. Van Oye dit seulement à cet égard : « La médication phéniquée n'abrége pas la durée de la maladie, elle ne prévient ni ne guérit les complications qui dérivent de l'infection seule, les complications de même que les formes morbides (adynamie, etc.) gardent leurs indications et doivent être traitées par les moyens connus. »

Il trouve néanmoins que l'acide phénique exerce une heureuse influence sur les typhoïsants et en cherche la raison dans son action, « non sur la fièvre, mais sur la température. » Cette action est directe, elle est aussi prompte que sûre, malheureusement elle est passagère. C'est comme moyen de *combattre l'hyperthermie* et d'en *prévenir les conséquences directes et secondes*, « que l'acide phénique est appelé à jouer « un rôle utile. Nous n'hésiterions pas à y recourir, par « exemple, dans le rhumatisme cérébral pour abattre rapi- « dement la chaleur ; vu la facilité d'application, nous lui « demanderions ce service capital de préférence aux bains « ou aux affusions froides. »

Il est malheureux que l'auteur ne nous fasse pas connaître son parallèle entre les complications qui dérivent de l'*infection* seule et « *que ne peut ni prévoir ni guérir l'acide phénique* » et, dans une colonne voisine, les conséquences directes et secondes de l'*hyperthermie* « *qu'il peut prévenir.* »

Pour moi qui ai scruté dans le détail, avec la plus vive curiosité, les 79 observations, tant de M. Claudot que de M. Van Oye, si j'avais à faire ce parallèle que je demande, il me serait impossible de le déduire de cette enquête autrement qu'en réglant de la manière suivante les attributions respectives de l'hyperthermie et de l'infection, telles que nous les fait connaître le traitement par l'acide phénique :

Conséquences de l'hyper- *thermie?*	*Conséquences de l'infection* *typhique?*
Sécheresse de la peau et de la langue.	Tous les symptômes, toutes les complications de la fièvre typhoïde, sauf la sécheresse de la peau et de la langue.

Et l'on arrive forcément, impartialement à cette conclusion si choquante, et dont la comparaison avec celle qu'imposent les résultats des bains froids est si instructive, en voyant que la seule modification vraiment *constante* qui accompagne l'hypothermie provoquée par l'acide phénique réside dans la diaphorèse et l'humectation de la langue. Et il ne s'agit pas de moiteur, mais, dans la plupart des observations de M. Van Oye, il est parlé de sueurs profuses obligeant à changer, et dans quelques cas deux fois par jour, tout le linge des malades.

Durée de la maladie. — J'ai trouvé, en prenant la moyenne, que la durée de séjour à l'hôpital des 38 malades guéris de M. Claudot avait été de 44 jours, et la date de défervescence le 24ᵉ jour de la maladie.

Pour les malades de M. Van Oye, la durée moyenne du séjour à l'hôpital a été de 34 jours, la durée de la maladie 22 jours (deux fois, 43 jours) ; celle de la convalescence, pour les cas où elle est notée, de 22 jours.

Complications. — Le tableau suivant les résumera :

Sur 79 fièvres typhoïdes traitées par l'acide phénique :	Sur 43 fièvres typhoïdes de M. Claudot.	Sur 36 fièvres typhoïdes de MM. Desplat et Van Oye.
Complicat. pulmonaires (dont 6 pneumonies).	13 fois	5 fois	8 fois
Collapsus............	10 —	6 —	4 —
Syncope..............	2 —	1 —	1 —
Hémorrh. intestinales..	2 —	1 —	1 —
Phlegmatia alba dolens.	2 —	1 —	1 —
Muguet..............	2 —	1 —	1 —
Abcès multiples.......	2 —	» —	2 —
Eschares sacrées......	2 —	» —	2 —
Vomissements répétés..	6 —	» —	6 —
Périostite phlegmoneuse	1 —	1 —	» —
Otite purulente double.	1 —	1 —	» —
Parotidite suppurée....	1 —	1 —	» —
Polyurie (convalesc.)...	3 —	» —	3 —
Albuminurie..........	1 —	» —	1 —

C'est-à-dire 49 fois des complications sur 79 cas.

Terminaison. Il y a eu 12 cas de mort : 5 sur les 43 malades de M. Claudot ; 7 sur les 36 typhiques de MM. Desplat et Van Oye.

A. Sur les cinq *décès* observés par M. Claudot, la mort eut lieu :

Une fois, subitement, par *syncope*, au 21ᵉ jour, et l'on trouve une semi-hépatisation des deux bases pulmonaires ;

Une fois, par *pleuropneumonie*, le 44ᵉ jour ;

Une fois par *parotidite suppurée*, compliquée de gangrène diffuse, le 36ᵉ jour ;

Deux fois par *hyperthermie*, à en juger par les courbes, l'absence de complication et le silence de l'auteur, le 16ᵉ et le 17ᵉ jour.

B. Sur les 7 cas de mort de MM. Desplats et Van Oye la cause du décès est mentionnée seulement 4 fois :

L'un par double *pneumonie*, au 18ᵉ jour de la maladie, 8ᵉ du traitement ;

Le second par *bronchopneumonie* au 21ᵉ jour de la maladie, 3ᵉ du traitement, complication qui avait précédé, il est vrai, le traitement phéniqué, mais dont celui-ci « a peut-être « favorisé, dit M. Van Oye, le développement et accéléré la « marche fatale » ;

Le troisième par *mort subite* et l'on trouve à l'autopsie une dégénérescence graisseuse du cœur, une stéatose viscérale généralisée.— Comme compensation, il est vrai, le cadavre ne répandait nulle odeur 40 heures après la mort au mois de septembre (la malade avait absorbé 100 gr. en 8 jours) ;

Le quatrième, par *congestion pulmonaire*.

En résumé, il existe une analogie des plus frappantes, presque de l'identité entre les résultats obtenus à Lyon par M. Claudot sur ses 43 typhiques, et ceux de MM. Desplats et Van Oye à Lille sur leurs 36 fièvres typhoïdes.

Cette identité prouve, à coup sûr, la valeur et la compétence des observateurs ; elle permet de donner, en même temps, un caractère presque définitif à une appréciation sincère de la *phénothérapie* dans la fièvre typhoïde.

Qu'il me soit permis, avant de la formuler nettement, de revenir sur un point de discussion soulevé par M. Claudot.

M. Claudot trouve dans les résultats que lui a fournis l'expérience de ses 43 malades un motif suffisant pour préconiser sa méthode de traitement de la fièvre typhoïde par les lavements phéniqués, et en faire prévaloir explicitement la supériorité sur la méthode de Brand.

II

ACIDE PHÉNIQUE OU BAINS FROIDS ?

Dans le cours de son travail, M. Claudot compare son traitement phéniqué avec le traitement des bains froids.

S'il parle de ce dernier, c'est par égard aux résultats brillants qu'il a donnés dans le traitement du rhumatisme cérébral, car il dit lui-même « n'en avoir pas une grande expérience personnelle et ne l'avoir appliqué que dans des cas exceptionnels ».

Pourtant il lui reproche, et je transcris ces desiderata pour faire ressortir les avantages opposés qu'il attribue à son traitement clysophéniqué, — de trop refroidir les malades, sans possibilité de doser la chute thermique qu'on veut obtenir ; — de ne donner qu'une réfrigération passagère ; — d'exposer aux complications pulmonaires et aux hémorrhagies intestinales ; — d'exiger l'investigation rectale et fréquente de la température ; — de nécessiter la présence du médecin et le concours d'aides exercés.

Enfin l'action du bain froid serait primitivement physique, pour devenir plus tard, il est vrai, physiologique ; tandis que celle de l'acide phénique est « primitivement physiologique et d'emblée curative ».

J'en appellerai simplement, pour répondre, à la pratique même de MM. Claudot, Desplats et Van Oye :

— Sur 79 malades traités par l'acide phénique, il y a eu 13 fois des *complications pulmonaires*, soit 16,45 0/0, et sur ces 13 complications pulmonaires, il y a eu 5 morts, soit 38 0/0 (1).

— Dans le traitement par les bains froids, la proportion

(1) Les statistiques sont souvent illusoires. Je tiens simplement à montrer que les complications pulmonaires ne sont pas plus fréquentes avec les bains froids qu'avec l'acide phénique.

des complications pulmonaires a été de 7,2 0/0 sur 4,638 cas et la mortalité de 2,1 0/0 sur ces complications, au lieu de 38 0/0 sur 13 cas phéniqués. Voilà des *faits!*

J'oppose, au surplus, à M. Claudot la onzième conclusion de M. Van Oye, que j'ai déjà citée, et d'après laquelle « les congestions pulmonaires sont le danger à craindre et à éviter » dans le traitement par l'acide phénique.

Je rappelle, en outre, que sur ces 79 cas il y a eu parmi les 44 complications :

2 *hémorrhagies intestinales*,

10 *collapsus*,

2 *syncopes*,

et parmi les décès :

2 *morts subites*.

Quoi qu'il en soit, je puis bien dire que M. Claudot, en condamnant en quelques lignes une méthode comme celle des bains froids, qu'il dit ne pas connaître par expérience, se place dans des conditions imprudentes de discussion.

En outre, lorsqu'il nous parle des cas exceptionnels dans lesquels il a appliqué les bains froids, lorsqu'il assimile à la méthode Brand le mode de traitement si brillant du rhumatisme cérébral, il nous prouve que l'esprit même de cette méthode lui a peut-être échappé ; car, si cette méthode peut quelquefois, souvent même, ressusciter des malades laissés pour morts par le traitement médicamenteux, si quatre ou cinq bains froids peuvent sauver un rhumatisme cérébral perdu, compter sur leur efficacité certaine dans des cas analogues de fièvre typhoïde et leur en réserver l'application, c'est se ménager de terribles mécomptes, c'est compromettre la vraie méthode.

La méthode Brand est tout autre avec son « *principiis obsta* », comme clef de voûte, et sa condition sine quâ non *d'abaisser jour et nuit, du commencement à la fin de la maladie, la ligne moyenne* nycthémérale de température à un degré d'apyrexie relative à chaque période de la maladie et devant se maintenir au-dessous de 39° à partir du trente-deuxième bain.

Des bains toutes les trois heures, dès le cinquième jour de la fièvre typhoïde !

C'est seulement ainsi comprise que la méthode des bains froids est la méthode Brand et guérit. Autrement, on la trouvera toujours, suivant l'expression de M. Claudot, « assez infidèle ». Donner des bains froids à un typhique n'est pas traiter ce typhique par la méthode de Brand (1).

Au reste, je ne sais pourquoi M. Claudot a voulu comparer sa méthode à celle des bains froids. Le principe thérapeutique, dont il part pour traiter la fièvre typhoïde, ne présente aucune analogie avec celui qui a inspiré Brand ; son trai-traitement est avant tout symptomatique ; pour M. Claudot, l'hyperthermie est un symptôme comme les autres, de valeur adéquate, dont les écarts seuls doivent être réfrénés, et quand il lui oppose l'acide phénique, c'est par des considérations semblables à celles qui lui font donner le bromure de potassium contre la céphalalgie ou l'ataxie, le quinquina contre

(1) Au surplus, dans quelles conditions M. Claudot s'est-il placé pour juger la méthode Brand, méthode d'exception, comme il l'appelle ?

Je vois, en étudiant ses observations, que dans 3 cas il a administré des bains froids :

Dans l'obs. 1re, la T. ayant atteint et se maintenant entre 40° et 40°,5 à partir du seizième jour de la maladie, malgré les lotions réfrigérantes, on a recours aux bains qu'on donne pendant six jours, à raison de *deux* le premier jour, *trois* les deux jours suivants, *quatre* le quatrième jour, *deux* le cinquième jour, *un* le sixième jour, après quoi, la T. étant tombée à 39°, on revient aux lavements phéniqués et le malade guérit.

Dans l'obs. 3, avant tout traitement phéniqué, le malade prend pendant sept jours, entre le sixième et le treizième jour de la maladie, *trois bains par jour*, puis, quand la T. maximum est tombée à 39°, c'est le tour des lavements phéniqués, le malade guérit.

Enfin, dans l'obs. 43, il s'agit d'un typhique fou furieux, au quatorzième jour de la maladie, avec T. persistante de 40° et auquel on donne, *pendant les trois jours qui précèdent la mort, un bain par jour.*

Et M. Claudot est bien persuadé avoir employé la méthode Brand, puisque, dans le cours de l'obs. 41, il dit, faisant allusion aux deux guéris, que, grâce à cette méthode, il a sauvé deux malades ; et que, dans l'obs. 43, celle du décès, il considère l'échec comme une preuve de son infidélité.

l'adynamie, l'huile de ricin contre la constipation : dans ce dernier cas, par exemple, qui se présente comme réelle complication chez quelques-uns de ses malades, on le voit, courant au plus pressé, suspendre l'acide phénique et la lutte contre l'hyperthermie, pour « purger et ramener les évacuations ».

Il y a donc un abîme entre la conception que M. Claudot se fait du rôle de l'hyperthermie dans la fièvre typhoïde, — à en juger tout au moins par les conséquences de cette conception, — et celle si originale, si féconde en déductions du médecin de Stettin.

MM. Desplats et Van Oye, eux au moins, se rallient aux idées de Brand et poursuivent sans trève, aussitôt qu'elle réapparaît, nuit et jour, l'hyperthermie. Au lieu donc de se contenter de deux lavements en 24 heures, comme M. Claudot, et de se tenir comme lui satisfaits d'une réfrigération qui modifie la température du malade pendant deux à trois heures seulement sur vingt-quatre, ils interviennent sans relâche : Le malade est circonvenu de tous côtés : juleps phéniqués, siphon rectal à écoulement continu, lavements, se succèdent ou se combinent. Deux heures après, le malade ruisselle de sueurs, son linge est trempé, il est en proie à un frisson d'une heure de durée avec « claquements de dents et extrémités glacées » (Van Oye) ; mais la température remonte et l'acide phénique est jeté de nouveau au milieu de ce désordre physiologique.

C'est là certainement, au point de vue de la doctrine, qui fait dépendre de l'hyperthermie le pronostic de la fièvre typhoïde, le seul mode rationnel de traitement.

Malheureusement, ainsi que nous l'avons vu, l'hypothermie déterminée par l'acide phénique est instable, infidèle ou insuffisante ; mais fût-elle réelle, qu'il resterait à expliquer pourquoi elle laisse subsister, dans leur intégralité, tous ces symptômes que nous voyons s'évanouir comme par enchantement, sous l'influence de l'hypothermie déterminée par le bain froid ; pourquoi elle ne prévient pas les complications qu'évite, à coup sûr, celle du bain froid administré *à temps pour les éviter*, c'est-à-dire administré suivant la doctrine *prophylactique* de Brand, DÈS LE DÉBUT (CINQUIÈME JOUR) (1).

Quelle que soit l'explication, — et on la tenterait avec succès en méditant, dans un chapitre spécial sur l'intoxication phéniquée, les nombreux documents que nous possédons sur ce sujet, — les résultats sont là et nous devons à ceux qui les ont fait connaître de pouvoir poser le problème physiologique.

Si M. Claudot a comparé le traitement phéniqué à la méthode de Brand, c'est qu'il ne pouvait se dispenser d'un tel parallèle, hommage nécessaire que toute méthode nouvelle doit aux bains froids : pour faire prévaloir aujourd'hui un traitement quelconque de la fièvre typhoïde, il faut, de toute nécessité, que ce traitement soit supérieur à la méthode de Brand, puisque c'est, en somme, la meilleure connue à ce jour, celle du moins qui abaisse le plus la mortalité de la fièvre typhoïde ; celle-ci, au lieu de 22 0/0 sur 33,293 malades traités sans eau froide pendant une période de 50 années environ (statistique de 1878), est tombée à 7,4 0/0 sur 8,141 malades traités par l'eau froide, sous la direction de 72 médecins, pendant une période de 10 ans (1868-1878). Tels sont les *faits !*

Rappelons que le taux de mortalité avec l'acide phénique est de 11,6 0/0 sur 43 malades, avec M. Claudot ; de 19,4 0/0 sur 36 malades, avec MM. Desplats et Van Oye (2).

(1) Ce n'est pas seulement parce qu'il refroidit que le bain froid exerce son action salutaire sur l'organisme des typhiques. La perturbation, le schock qu'il fait éprouver au système nerveux, par ses expansions cutanées, jouent un rôle aussi important. Il est néanmoins un fait d'observation, c'est qu'un bain, qui n'abaisse pas la température fébrile, ne modifie pas les symptômes typhiques. Pour les faire céder, il faut alors des bains plus froids, plus longs, plus fréquents.

(2) Dans quelle mesure faut-il tenir compte, pour expliquer le chiffre de mortalité bien plus favorable de M. Claudot, des divers éléments suivants : 1º la *bénignité* avérée de l'épidémie ; 2º la *constitution* plus robuste, ou moins susceptible à l'acide phénique, de ses militaires (M. Van Oye a traité, parmi ses malades, 8 femmes et 3 enfants) ; 3º le *mode d'administration* de M. Claudot, à doses en général moindres, et deux fois seulement en 24 heures ; 4º les *lotions réfrigérantes* qu'il ordonne concurremment à l'acide phénique, dans la plupart des cas ?

Celui de la méthode *salicylée* (1), que je cite pour mémoire, a été de 20 0/0 sur 579 typhiques (Riess, Schroeder, etc.)

Depuis deux ans, depuis la publication de la deuxième édition de Brand, le taux de mortalité de la fièvre typhoïde traitée par les bains froids s'est encore abaissé, et à ce point que, dans quelques hôpitaux militaires allemands, on obtient aujourd'hui et on se fait un point d'honneur d'obtenir le 0 0/0 que Brand promettait dès 1861 ; que, dans ma profonde conviction, dans une conviction basée sur l'étude attentive de 90 malades à Stettin et de 52 malades à Lyon, j'ai seul, avec lui, soutenu dès 1873 (2).

Rôle du traitement par les bains froids dans les hôpitaux militaires.

§ 1. — Hôpitaux militaires du commandement de Stettin
(2ᵉ corps d'armée).

En 1878, M. le docteur *Strube*, médecin principal d'état, major, directeur au ministère de la guerre en Prusse, signale dans un rapport sur le traitement de la fièvre typhoïde dans les hôpitaux militaires, l'heureuse influence de la méthode Brand sur la mortalité de la fièvre typhoïde, et cite comme exemple les hôpitaux du commandement de Stettin, où, par ses relations personnelles, Brand obtenait peu à peu qu'elle fût observée rigoureusement, c'est-à-dire :

Dès le début (cinquième jour) *et toutes les trois heures, tant que la température rectale atteint* 39°.

(1) L'action de l'acide *salicylique* a ceci de commun avec celle de l'acide phénique, qu'elle se borne exclusivement à abaisser la température ; en dépit de cet abaissement, on voit persister les symptômes du côté du cerveau, des poumons, du cœur, des viscères abdominaux. Il semble même qu'il y ait aggravation du catarrhe gastro-intestinal.

Comme l'acide phénique, il favorise le collapsus (par faiblesse du cœur). On remarque avec lui les mêmes phénomènes de vomissements, sueurs profuses, etc. Il est également sans action sur la température normale de l'homme.

(2) Qu'on me pardonne cette petite satisfaction ! j'ai payé assez cher mes cinq mois de captivité à Stettin, puisque les suites de la guerre, en altérant ma santé, ont restreint mon activité professionnelle dans le champ des maladies chroniques ! Mon désintéressement ne devient il pas un argument quand on me voit rompre une nouvelle lance pour les bains froids contre une maladie aigüe ?

Dès les premières années d'essai, le taux de mortalité de la fièvre typhoïde tombe de 25,9 °/₀ (moyenne des
quinze années précédentes) à 8 °/₀ dans l'hôpital militaire
de la garnison de Stettin et se maintient à ce chiffre. En
1877-78, 66 malades typhiques furent traités *sans aucun
décès* et la mortalité pour tout le corps d'armée (2ᵉ corps,
Poméranie) tombe à 3,7 °/₀; tandis que dans un corps
d'armée voisin (13ᵉ corps), où l'on n'applique pas la méthode
de Brand, elle est de 31,5 °/₀ (1).

Et le docteur Strube termine son rapport en émettant le
vœu que le traitement par les bains froids soit généralisé;
par lui sera abaissé à 3 °/₀, dans tous les corps d'armée
comme dans le 2ᵉ corps, le taux de la mortalité de la maladie
la plus commune des armées, « et ce ne sera pas une mé-
« diocre satisfaction de conscience de voir que sur un chiffre
« annuel de 3,000 typhiques dans notre armée, il n'en
« meurt plus 600 à 700 par an, comme cela arrive, mais
« seulement 90 ; *que chaque année, par conséquent, on*
« *sauve à l'armée tout un bataillon de guerriers, en trois*
« *ans un régiment* » (2).

En 1881, le docteur *Abel*, médecin principal du 2ᵉ corps
d'armée (Poméranie), relate dans un rapport (3) sur le traitement de la fièvre typhoïde le résultat de trois années
d'expérimentation de la méthode Brand.

A l'hôpital de Stettin et dans ceux voisins de Stargard et de
Stralsund, où il pouvait encore exercer un contrôle personnel,
la mortalité est de 0 °/₀ ; dans les hôpitaux plus éloignés,

(1) Deutsche militairaerztliche Zeitschrift, 29 mai 1878, p. 235.
(2) Ibid., p. 242.
(3) En voie de publication. J'ai sous les yeux une note manuscrite du
docteur Abel, qui insiste en outre sur les points suivants :
1º La méthode est simple, facile, sans danger ;
2º Elle est économique ;
3º Les malades souffrent moins, parce qu'il n'y a pas de complication ;
4º La maladie a un décours plus rapide ;
5º Au bout de peu de jours les malades sont de nouveau aptes au service;
6º Les parents des soldats ont droit d'exiger que l'on préserve la vie
de leurs fils, si on peut la préserver ;
7º Même en temps de guerre, la méthode s'est montrée avec ses succès.

soustraits par conséquent à son intervention directe, il y a encore quelques cas de mort, soit parce que le traitement est commencé trop tard, soit parce qu'il n'est pas appliqué régulièrement. En résumé :

Mortalité de la fièvre typhoïde dans les hôpitaux militaires du 2ᵉ corps d'armée (commandem. de Stettin).	Dans les 25 hôpitaux du 2ᵉ corps			Hôpit. des garn. de Stettin, Stargard, Stralsund.		
	F. typh.	Morts.	P. 100	F. typh.	Morts.	P. 100
Avant la méthode de Brand (de 1849 à 1864)............	?	?	20.0	1.934	502	25.9
Depuis la méthode de Brand (de 1877 à 1881)............	791	26	3.2	307	**0.0**	**0.0**

Parmi ces 26 décès sur 791, il n'en n'est aucun où la fièvre typhoïde ait été traitée dès le début. Pour une raison ou une autre, tous ont été soumis tardivement aux bains froids. En tout cas, c'est pour le 2ᵉ corps une mortalité de 3,2 °/₀ au lieu de 20 °/₀ (mortalité moyenne), et pour les trois hôpitaux de la garnison de Stettin, où la fièvre typhoïde est endémique et présente en général un caractère notable de gravité, une mortalité de 0 °/₀ au lieu de 25,9 °/₀. Tels sont les *faits !*

Des résultats aussi merveilleux que ceux des docteurs Strube et Abel ne peuvent être obtenus que dans la *pratique privée* et dans les *hôpitaux militaires*, où le médecin voit la maladie à son *début* et peut appliquer la méthode des bains froids dès le quatrième ou le cinquième jour.

C'est ainsi que dans sa pratique privée, où par conséquent il pouvait traiter dès le début, le docteur Brand, sur 315 typhiques n'a pas eu un seul décès ; en revanche sur 147 autres cas de sa pratique nosocomiale ou pour lesquels il fut appelé tardivement en consultation, il a eu 16 morts à déplorer.

Dans les *hôpitaux civils*, le taux de la mortalité avec la méthode de Brand dépendra de la proportion de fièvres typhoïdes « condamnées » qui y entrent chaque année ; suivant cette proportion, qui est le fait du hasard, les résultats seront tantôt bons, tantôt mauvais.

Pour tirer parti des hôpitaux civils au point de vue de la statistique de la méthode des bains froids, il faut classer les fièvres typhoïdes suivant qu'elles entrent en traitement : 1° dès le *cinquième jour*, ou 2° plus ou moins tard après le *cinquième jour* de la maladie.

Peu importe, du reste, que ce soit dans cette seconde catégorie, le sixième, le dixième ou le quinzième jour. Les résultats ne seront plus aussi certains, et, si la méthode en sauve le plus grand nombre, les insuccès ne sauraient prévaloir contre elle. Après le cinquième jour de la maladie, la méthode de Brand ne garantit pas plus le succès qu'après le quinzième, elle n'est plus responsable, comme avant le cinquième jour, de la vie des malades. Le hasard intervient comme élément dont il faut dès lors tenir compte (1).

Or cet élément d'insuccès n'existe pas dans les hôpitaux militaires. Et les résultats qu'ont obtenus Strube et Abel dans le deuxième corps d'armée prussien, nous les obtiendrons dans notre armée française, pourvu toutefois qu'à l'intervention dès le début nous joignions, comme eux, la stricte observation des préceptes de Brand pendant toute la durée du traitement.

On me pardonnera de reproduire encore une fois ces préceptes, tels que Brand les résume pour l'application de sa méthode dans les hôpitaux militaires :

1° Toutes les 3 heures, jour et nuit, un bain de 20° cent. pendant 15 minutes, aussi longtemps que le thermomètre, 3 heures après le bain, dépasse encore 39° c. dans le rectum.

2° Si tel n'est plus le cas, le bain sera alors donné toutes les fois que le thermomètre atteindra 39°.

3° Après la chute de la fièvre et pour prévenir les complications, rechutes, etc., on donnera chaque soir un bain de

____

(1) Il en est des bains froids comme du *pansement de Lister*. Celui-ci ne guérira pas la pyoémie ou la septicémie qu'il eût si sûrement prévenues ; ceux-là ne guérirait pas la dégénérescence du cœur ou la perforation intestinale qu'on n'observe jamais lorsqu'ils sont appliqués dès le début.

courte durée, 3 à 5 minutes. Lorsqu'à aucun moment le thermomètre ne dépasse plus 38°,5 on permettra au convalescent de se lever, il sera séparé des autres fièvreux et prendra une nourriture plus fortifiante.

4° Affusions d'eau froide (10° à 15°) dans tous les cas graves, quand prédominent les symptômes du côté de la tête ou de la poitrine.

5° Compresses froides sur l'abdomen dans les cas de diarrhée intense.

6° Dans les cas graves, une gorgée de vin généreux avant le bain ; de l'eau glacée en boisson et, après le bain, du bouillon, du lait, des potages légers, etc.

7° Le traitement ne sera suspendu que dans les cas d'hémorrhagie vraie, de perforation et de péritonite. On substituera alors les compresses glacées et la quinine au traitement par l'eau froide.

8° S'il survient une pneumonie primitive, continuer le traitement comme si elle n'existait pas : la conduite sera différente dans le cas de pneumonie secondaire (1).

9° Les sueurs ne contre-indiquent pas les bains, si, en même temps, la température est élevée.

10° Il suffit de renouveler l'eau des bains toutes les 24 heures.

---

(1) Bains froids, mais seulement *lorsque la T. rectale atteint 40°*, seulement *pendant les deux premiers stades ;* après la *crise* (7° jour ; sueurs ; début du 3ᵉ stade), supprimer les bains et recourir aux excitants (vin, alcool à la dose de Todd).

Avoir soin de stimuler le cœur avant et après chaque bain, par un énergique excitant (vin généreux), et frictionner fortement la peau pendant le bain, dans lequel le malade sera plongé jusqu'au cou, et, après, de réchauffer les extrémités.

Dans certains cas, éviter le schock, en donnant le bain graduellement refroidi. (Brand, *passim*.)

Lorsque survient la pneumonie secondaire, la fièvre typhoïde n'agit plus comme facteur. C'est la pneumonie qui domine la scène.

Or, la pneumonie *tue par insuffisance du cœur* (Juergensen, 1874) et ici elle frappe le convalescent d'une maladie (la fièvre typhoïde) que caractérisent une affection étendue des poumons et la dégénérescence graisseuse du cœur.

La *digitale*, la *vératrine* favoriseraient le collapsus auquel le malade est prédisposé. La *quinine* abaisse bien la température sans nuire au cœur

§ 2. — Hôpitaux militaires français.

Les considérations dans lesquelles je viens d'entrer, et je me retrouve ainsi dans mon sujet, prouvent que M. Claudot, médecin militaire, a mille fois raison et suit, en concentrant ses recherches sur le traitement de la fièvre typhoïde, la voie par laquelle il est à même de rendre le plus de services à notre pays, puisque, nous venons de le voir, on peut, par le seul fait de la thérapeutique adoptée, modifier dans de telles proportions le chiffre de mortalité de cette affection et, en définitive, le chiffre total de mortalité militaire.

L'on sait, en effet, que *la fièvre typhoïde est, pour les armées, un fléau encore pire que le choléra* (1).

Dans l'armée française, la mortalité habituelle de la fièvre typhoïde est de 20 à 21 °/₀ (Colin) ; il y a, en moyenne, 3 décès de fièvre typhoïde pour 1,000 hommes présents, et la mortalité par fièvre typhoïde atteint et même dépasse le tiers de la mortalité totale de l'armée.

Et, depuis la loi de recrutement de 1872, par ce fait que la proportion plus considérable de jeunes recrues « doublement prédisposés par leur âge et par leur condition de nouveau-venus (Colin) », augmente les conditions de récep-

(Juergensen ; ? Lindwurm), mais ne modère pas suffisamment la fièvre de la pneumonie.

«.... Tandis que le *bain froid*, appliqué au bon moment, suivant une « bonne méthode, et avec les précautions nécessaires, non-seulement ne « comporte pas le moindre danger dans la pneumonie, mais est encore « l'ancre de salut la plus sûre, la plus fidèle, précisément dans le cas où « le cœur vient de souffrir des atteintes d'une fièvre typhoïde.

« J'ai ainsi, avec M. Glénard, traité, pendant l'hiver de 1870-71, « 29 pneumonies des plus graves, sans avoir eu aucune mort à déplo- « rer. » (Brand, 2ᵉ éd., p. 59.)

(1) « ... Pendant les *épidémies de choléra* de 1865 et de 1866, dont tant de villes de garnison furent atteintes, la fièvre typhoïde causait dans l'armée française bien plus de décès que cette dernière affection (en 1875, 575 décès par choléra, 729 par fièvre typhoïde ; en 1866, 258 décès par choléra, 501 par fièvre typhoïde.)... » (L. Colin. De la fièvre typhoïde dans l'armée, *in* Mémoires de médecine militaire, 1877, p. 323. Paris, J.-B. Baillière, 1878.)

tivité de l'armée à la fièvre typhoïde, on voit les statistiques accuser un accroissement progressif du taux de léthalité de cette affection (1).

Les chiffres suivants, que j'ai puisés dans la *Statistique médicale de l'armée* (Paris, Imprimerie nationale), pour les années de 1872 à 1877, et, pour les années 1878-79, — dont les résultats ne sont pas encore publiés —, dans les documents officiels, au *bureau de statistique médicale du Conseil de santé des armées* (ministère de la guerre) ; les chiffres suivants, dis-je, le prouvent et nous révèlent en même temps le taux véritablement triste que la mortalité de la fièvre typhoïde a atteint dans les hôpitaux militaires français pendant les cinq dernières années.

A ma profonde stupéfaction, je suis arrivé à une moyenne de 37,5 décès pour 100 fièvres typhoïdes pendant ces cinq années, près de 18 décès °/₀ de plus que dans les statistiques civiles :

Statistique de la fièvre typhoïde dans l'armée française.

Années	Hommes présents	Mortalité générale	Cas de fièvre typh.	Décès de fièvre typ.	Proportion des décès de fièvres typ.		
					P. 1,000 prés.	P. 100 décès	P. 100 F. T.
1872	?	?	?	672	1.46	?	?
1873	?	?	?	1.083	2.18	?	?
1874	374.821	3.739	?	1.294	3.03	34.6	?
	—	—	—	—	—	—	—
1875	382.816	4.825	4.602	1.619	4.09	32.2	33.74
1876	405.004	4.642	4.130	1.675	4.13	36.0	40.55
1877	425.632	4.063	3.978.	1.521	3.58	37.4	37.73
1878	440.614	4.009	3.780	1.422	3.22	32.9	37.61
1879	424.754	3.757	3.543	1.273	2.99	33.8	35.93
Moyenne de 5 dern. années.	415.765	4.259	4.006	1.502	3.61	35.2	337.5

(1) La réceptivité à la maladie dans un corps de troupe est en proportion directe du nombre des jeunes soldats. Je transcris le tableau sui-

Mortalité de 37,5 *pour* 100 !

Dans l'armée française, 4,000 *cas et* 1,500 *décès de fièvre typhoïde par an !*

Et, dans l'armée, la fièvre typhoïde procède presque toujours par *épidémies ;* à côté d'épidémies à diffusion modérée (en moyenne, 10 fièvres typhoïdes pour 1,000 présents), il en est où le chiffre des typhiques atteint 73 hommes sur 1,000 (épidémie de Mascara, 1875); 100 pour 1,000 présents (Vincennes, 1874); 310 pour 1,000 (épidémie de Chartres, 1874), etc. (Colin).

Il en est de même pour le *taux de mortalité* : à côté d'épidémies où il y a 10 ou 15 morts pour 100 fièvres typhoïdes, il en est où le chiffre des décès atteint 25 °/₀ (Lyon, 1877 ; Paris, 1875-76-77); 37,8 °/₀ (Le Mans, 1875-76-77); 50 °/₀ (Pont-à-Mousson, 1876 ; Souk-Ahras, division de Constantine, 1877); et même 53,58 °/₀ (Toulon, 1875); et même 60,8 °/₀ (Paris, 1871, hôpital du Gros-Caillou), d'après la *statistique médicale de l'armée* (1).

C'est donc vers le traitement de cette maladie que doivent converger tous les efforts des médecins militaires ; avec une thérapeutique nouvelle ils pourront, chaque année, épargner la mort d'un millier, au moins, de jeunes soldats fran-

---

vant, extrait d'un travail de M. *Régnier,* médecin-major de 2e classe sur « *La fièvre typhoïde au camp de Pontgoin* (Eure-et-Loir). » (Mémoires de médecine militaire. T. XXXII, 1876, p. 190) :

CORPS DE TROUPES	ANCIENS SOLDATS			JEUNES SOLDATS (moins d'un an).		
	Effectif	Malades	Pour 100	Effectif	Malades	Pour 100
3e bataillon du 101e d'infant.	144	10	6.9	236	100	42.4
3e bataillon du 102e d'infant.	314	14	4.06	241	65	26.9

(1) Il n'existe pas, pour la marine française, de statistique médicale comme pour les armées de terre ; je regrette pour mon argumentation de n'avoir trouvé aucun document au ministère de la marine. Grâce à de

çais âgés de 20 à 24 ans, robustes et signalés comme tels par les conseils de révision.

Mais M. Claudot, médecin-major de 1re classe, n'a pas très-obligeants correspondants, j'ai pu me procurer les éléments des tableaux qui suivent :

Statistique de la fièvre typhoïde dans le port de Toulon (hôpital Saint-Mandrier).

Années	Total des entrées à l'hôpit.	Mortalité générale	Cas de fièvre typhoïde	Décès de fièvre typhoïde	Prop. des décès p. 100 fièv. typh.
1876	5.086	283	615	123	20.0
1877	5.423	312	718	162	22.56
1878	5.995	244	1.005	152	15.12
1879	6.300	241	1.130	158	13.90
1880	5.816	222	859	156	18.16
Moyennes	5.724	260.4	855.4	150.2	17.35

Statistique de la fièvre typhoïde dans le port de Rochefort.

Années	Effectif	Mortalité générale	Cas de fièvre typhoïde	Décès de fièvre typhoïde	Prop. des décès p. 100 fièv. typh.
1875	13.483	88	9	3	33.3
1876	12.095	67	9	2	33.3
1877	13.134	55	14	4	28.5
1878	14.096	65	9	5	55.5
1879	9.688	81	9	5	55.5
1880	11.947	87	31 *	9	29.0
Moyennes	12.407	73.8	13 5	4.8	35.5

* Sur ces 31 cas, 8 seulement sont nés à Rochefort, ainsi qu'il résulte du départ rigoureux des cas d'importation.

confiance dans le traitement des bains froids pour ses malades. On me permettra de lui soumettre les résultats obtenus et l'opinion formulée sur ce traitement par les trois seuls médecins militaires français qui, à ma connaissance, l'aient appliqué, ou aient du moins publié leurs observations à ce sujet :

M. *Libermann* (1), médecin de l'hôpital militaire du Gros-Caillou, a traité 25 malades sur lesquels il a eu deux morts (l'un en 1871 (2) soumis au traitement dès le 6ᵉ jour ; l'autre, en 1874, traité après le 15ᵉ jour de la maladie).

Son traitement consiste en : 6 bains par jour (au lieu de 8). Le bain est donné lorsque la température rectale est à 39°,5 (au lieu de 39°).

M. Libermann réserve les bains pour les cas graves (lorsque, *entre le* 10ᵉ *et le* 12ᵉ *jour*, la température est très-élevée le soir et les rémissions matinales très-faibles), pour ceux « dont la gravité dépend de l'hyperthermogénèse ou de ses conséquences immédiates (3) ».

Comme contre-indications, il adopte : l'absence de symptômes graves, la perforation intestinale, certaines formes cérébrales dues à des lésions du cerveau (œdème, apoplexie, etc.), parfois la répugnance invincible des malades, certains cas de faiblesse de l'impulsion cardiaque ; — pour lui, les entérhorrhagies, les conditions d'âge et de sexe, la menstruation, la grossesse, la bronchite, la pneumonie ne constituent aucune contre-indication.

« .... Un fait digne de remarque, ajoute M. Libermann (4) et qui a une grande importance pour la médecine des armées en campagne, c'est que, même dans les circonstances déplo-

----

(1) Libermann. De la valeur des bains froids dans le traitement de la fièvre typhoïde. *Union médicale* (3ᵉ série), 1874, et Malteste. Paris.

(2) En 1871, la mortalité était de 36,4 % à l'hôpital du Gros-Caillou.

(3) La méthode Brand ne répond du succès que lorsqu'elle est appliquée dès le début (5ᵉ jour), et lorsque, par conséquent, au lieu de la réserver pour les cas graves, on s'efforce de *prévenir* la gravité de la fièvre typhoïde (méthode *prophylactique*).

(4) Loc. cit., p. 13.

rables où la guerre place les malades, le traitement hydrothérapique a donné des succès qui ont frappé tous les observateurs.... (1). Le traitement hydrothérapique n'offre même
pas en campagne des difficultés bien sérieuses. »

M. *Péchaud* (2), médecin-major de 2ᵉ classe, retraçant
les observations des malades traités par les bains froids par
M. *Carcassonne*, médecin en chef des hôpitaux civils et militaires de Nîmes, conclut en disant que son but est de contri-
buer à leur propagation. Et il lui a suffi, pour cela, de l'observation de cinq malades affectés de typhoïde grave, traités
du 8ᵉ au 10ᵉ jour et dont un mourut, ce dernier traité à partir
du 7ᵉ jour, après 15 jours de malaises et 8 jours pendant
lesquels « il ne présentait rien de bien caractérisé, et, *sauf*
l'élévation de température, on ne pouvait dire qu'il fût
menacé d'une fièvre typhoïde... tout d'un coup les symptômes éclatèrent... »

Dans une lettre que M. le docteur *Carcassonne* voulut bien
m'écrire, en 1874, à l'égard de ces malades, je relève les
passages suivants : « .... Je n'ai voulu soumettre au traitement par l'eau froide que des malades atteints de fièvre typhoïde bien caractérisée et présentant une certaine gravité,
d'abord parce que je ne croyais pas prudent d'appliquer un
traitement nouveau, et qui pouvait me laisser quelques
craintes, à des sujets qui me paraissaient devoir guérir par

(1) En 1870, année de la guerre, la mortalité de la fièvre typhoïde
chez les Français, pendant le siége de Paris, fut, à l'hôpital du Gros-
Caillou, de 60,8 °/₀ (Libermann). Elle était, chez les Allemands, de
27 °/₀ au sud de Paris (Eckard), de 38 °/₀ à Rouen (Lissauer), avec le
traitement médicamenteux.

Dans les mêmes conditions, mais avec l'eau froide, elle fut, chez les
Allemands, de 8,2 °/₀ devant Paris (Stecher), de 6,6 °/₀ à Versailles
(Binz), de 3,6 °/₀ à Dammartin (Schœnheider), de 6 °/₀ à Rouen (Lissauer),
de 4,5 °/₀ à Stettin (Brand : soldats français et allemands, 4 morts sur 89).

Dans ce même hôpital de Stettin, la mortalité a été de 48 °/₀, avec les
médicaments, pendant la guerre de 1866, et de 4,5 °/₀, avec l'eau froide,
pendant la guerre de 1870-71.

(2) Péchaud : *Du traitement de la fièvre typhoïde par la méthode de
Brand ; — Mém. de méd. milit.*, 1874, p. 569.

les moyens ordinaires, et, en second lieu, pour que les résultats fussent probants, la guérison se rapportant à des cas qui, trop souvent, se terminent d'une manière fâcheuse... Ces malades étaient atteints de fièvre typhoïde intense et deux d'entre eux offraient les symptômes les plus alarmants... »

Relativement au cas de mort : « .... Malgré l'issue funeste de la maladie, il est clair que le traitement n'a produit que de bons effets... Il est évident que le patient eût succombé avec la médication ordinaire ; *reste à savoir* si le traitement de Brand employé plus tôt eût amené la guérison. »

Plus loin, parlant des fièvres typhoïdes légères, qu'il traitait concurremment, mais sans bains froids : « .... Chez quelques-uns la maladie a duré plus longtemps que chez les sujets qui avaient des fièvres typhoïdes intenses et qui ont été traités par l'eau froide. En sorte que, sous le rapport de la durée, il y aurait eu, je pense, avantage à les soumettre au même traitement. »

M. *Longuet* (1), aide-major de 2ᵉ classe à Sidi-Bel-Abbès, rapporte les observations de **52** malades, qu'il a traités par les bains froids à son hôpital militaire, et sur lesquels il a eu *un seul décès*, alors que, dans ce même hôpital, pendant la même épidémie, 37 cas traités par les médicaments avaient donné 10 décès, soit 27 %. Je relève dans son mémoire les passages suivants (2) :

« .... Les résultats ont dépassé nos espérances. Du jour où le bain froid, érigé en mode de traitement général, a été appelé à assumer sans partage les risques de notre thérapeutique, la mortalité a, pendant quatre mois, entièrement disparu de nos salles. Il n'y a pas, à vrai dire, de convalescence.... l'aphorisme audacieux de Brand se trouve ainsi justifié. »

« .... A l'Hôpital militaire, les prescriptions des médecins empruntent à l'esprit de discipline, vis-à-vis des malades et

(1) Longuet : *La méthode Brand dans la fièvre typhoïde d'Algérie ; Mém. de méd. milit.*, t. xxxv, p. 561, 1873.

(2) Loc. cit., p. 565.

des auxiliaires, un surcroît d'autorité qui en assure l'exé-
cution fidèle... ; mais que deviennent ces dangers redouta-
bles dont on a menacé, comme à plaisir, les partisans du
bain froid, au nom de la physiologie et de la clinique, l'hé-
moptysie, l'entérorrhagie, la syncope, etc. ?

« Près de mille bains administrés sous nos yeux, en quatre
mois, ne nous ont pas donné à constater un seul accident. »

« .... En résumé, la méthode de Brand est bien près d'avoir
réalisé les promesses de son auteur : « Toute fièvre typhoïde,
« traitée régulièrement et dès le début par l'eau froide, sera
« exempte de complications et guérira (1). »

« L'intervention de bonne heure est le meilleur auxiliaire
du succès ; la *pratique militaire* puise dans cette condition,
la plupart du temps réalisée, une *supériorité incontestable ;*
avec l'aide du thermomètre et la donnée d'une influence épi-
démique, *avant 48 heures on est généralement fixé* (2). »

---

(1) C'est parfaitement dit, et M. Longuet ne pouvait conclure autrement après cette épreuve victorieuse. Je ne saurais pourtant m'empêcher
de dire que je suis loin de partager la même confiance en l'avenir de la
méthode, telle qu'il l'a appliquée : M. Longuet donne des bains à ses malades toutes les trois heures, mais seulement pendant le jour ; pendant
les douze heures de la nuit, le typhique est livré aux caprices de sa py-
rexie. Que l'épidémie change d'allure, et les insuccès arriveront sans que
la méthode Brand en soit responsable.

Au reste, la fièvre typhoïde paraît revêtir, en Algérie, une forme toute
particulière : «... la mort arrive par typhisation pure... la mort a toujours
été le fait du typhisme lui-même, et jamais d'une complication. » (Ar-
nould et Kelsch : *Mém. méd. milit.*, 1869.)

«... Pas de complications thoraciques, pas d'hémorrhagies, de pétéchies,
de perforation, de péritonite... » (Frison : *ibid.*, 1867.) M. Longuet con-
firme ces observations.

En 1876, en Algérie, il y a eu une moyenne de 16 fièvres typhoïdes
par 1,000 hommes et une moyenne de 4 décès (25 °/₀) sur 16 typhiques
(Statist.).

(2) « Il faut, écrit Brand, pour éviter toute erreur de diagnostic ,
veiller à ce que les jeunes médecins militaires ne retiennent pas trop
longtemps les malades à l'infirmerie, mais les envoient à l'hôpital au
moindre soupçon de fièvre typhoïde ; le succès des bains froids sera ainsi
plus certain et l'on verra disparaître sur les listes des hôpitaux militaires
les causes immédiates de décès par fièvre typhoïde, telles que hypostase ,

Je m'arrête à cette dernière phrase, preuve évidente que dans la médecine militaire, où la fièvre typhoïde et son traitement sont, au point de vue *économique*, d'une importance si considérable, la méthode des bains froids se présente avec des conditions de succès comparables à celles de la pratique privée, c'est-à-dire la possibilité de l'appliquer dès le début, de l'appliquer régulièrement, plus régulièrement même que dans la pratique privée, et enfin, par conséquent, la perspective, réalisée aujourd'hui en Allemagne, acceptée par M. Longuet, de ne perdre aucun soldat de fièvre typhoïde.

En résumé, dans notre armée française, ainsi qu'il résulte de la statistique officielle, pour les cinq dernières années dont les résultats soient connus, il y a, en moyenne, chaque année, sur **4,000** cas de fièvre typhoïde, **1,500** décès, soit une *mortalité de* **37,5** p. **100**.

Le traitement par les bains froids peut réduire le nombre des décès de 1,500 à 150 au maximum, et abaisser le taux de mortalité de la fièvre typhoïde de 37,50 % à 3,5 % au plus.

pneumonie, escharc, collapsus, Fiebertod. » (Wasserbehandlung der typhoesen Fieber, 2º auflage. Brand. Tuebingen, 1877, p. 344.)

Si le malade a de l'embarras gastrique, prendre sa température ; si la température est élevée, qu'on ait des motifs (épidémie, etc.) pour soupçonner la fièvre typhoïde, le baigner.

L'alerte aurait-elle été fausse, le malade sera guéri, sans convalescence, après 6 à 8 bains.

Il aura eu la fièvre typhoïde s'il faut 40 bains pour obtenir l'apyrexie, et une fièvre typhoïde grave, peut-être mortelle, si l'on a dû lui donner 80, 100 ou 150 bains; avec le traitement dès le début, le nombre des bains est le seul indice de malignité du virus typhique.

Il faut également avoir en vue ces cas, rares il est vrai, de fièvre typhoïde survenant chez un sujet *harassé* ou *débilité* et qui évoluent avec une température inférieure à 39º. Ces cas, traités sans bains, se terminent presque toujours fatalement. Donnez au contraire des bains, aussitôt que le diagnostic peut être posé, mais donnez-les au début de 28º, pendant 5 ou 10 min., avec affusions froides et compresses froides dans l'intervalle. La température reprendra bientôt cette allure habituelle à la fièvre typhoïde ; on pourra revenir à la formule type et le malade sera sauvé, son cœur ne dégénérera pas, etc.

Ce résultat, acquis aujourd'hui dans quelques hôpitaux militaires étrangers, peut et doit également être atteint dans nos hôpitaux militaires français.

CONCLUSIONS.

Mais M. Claudot, — et comme lui la presque totalité des médecins militaires et civils en France (1),—n'a pas confiance dans le traitement des bains froids. Il est alors rationnel qu'il cherche les règles de sa thérapeutique dans la méthode qui, jusqu'à ce jour, mène le plus sûrement au but, dans celle qui consiste à s'attaquer surtout à l'hyperthermie dans la fièvre typhoïde, dans celle qui lui permettrait d'*obtenir, sans bains froids, l'effet des bains froids.*

C'était déjà le but que poursuivaient les Wunderlich avec la digitale, Liebermeister avec le sulfate de quiquine, Schering, Riess avec l'acide salicylique, pour ne citer que les représentants les plus connus, *aujourd'hui ralliés aux bains froids*, des méthodes qui avaient espéré rivaliser avec la méthode de Brand. En ce moment, c'est, avec MM. Desplats et Van Oye, à Lille, M. Claudot, à Lyon, le tour de l'acide phénique, qui, lui aussi, abaisse la température du fébricitant.

Quel est son avenir dans le traitement de la fièvre typhoïde ?

J'espère que la lecture de ce travail permet de le prévoir, et je crois pouvoir résumer ainsi l'étude que j'ai faite des 79 typhiques que MM. Desplats, Claudot et Van Oye ont traités par l'acide phénique et dont 65 observations sont données *in extenso* (43 manuscrites, de M. Claudot, 36 publiées de MM. Desplats et Van Oye) :

L'acide phénique est un *anticalorique*, un hypothermisant, mais *nullement un antipyrétique*, en ce qui concerne

(1) A Lyon, où la méthode des bains froids compte des adeptes résolus, il y a dans les hôpitaux de l'Hôtel-Dieu et de la Croix-Rousse une salle spécialement affectée au traitement de la fièvre typhoïde par les bains.

du moins son application comme réfrigérant au traitement de la fièvre typhoïde.

L'acide phénique n'est pas un antipyrétique applicable à la fièvre typhoïde pour les motifs suivants :

1° *On ne peut compter sur lui* pour abaisser sûrement, dans tous les cas, d'une façon suffisante et continue, la température fébrile.

2° Il n'abaisse pas suffisamment la *ligne moyenne thermique* nycthémérale, pour qu'on soit garanti des dangers de l'hyperthermie (voir la courbe).

3° Il ne rétablit pas le *fonctionnement régulier de l'organisme*, dans des conditions où l'organisme puisse lutter contre la maladie, éliminer les produits nocifs ; il ne modifie en aucune façon les symptômes typhiques afférents au cerveau, au poumon, au cœur, aux organes abdominaux. Il ne prévient aucune complication (44 complications sur 79 cas).

4° L'acide phénique entraîne, par son absorption, des *accidents spéciaux*, qui relèvent du toxique plus que du médicament : sueurs profuses, polyurie, albuminurie, collapsus, congestions pulmonaires, dégénérescences viscérales graisseuses, etc.

5° Il ne modifie pas sensiblement le *taux de mortalité* de la fièvre typhoïde (11,6 °/₀ Claudot (1), 19,4 °/₀ Desplats et Van Oye).

Le traitement par les bains froids réalise toutes les conditions opposées aux précédentes, ainsi que le démontrent les FAITS.

(1) Je rappelle que ce chiffre a été obtenu au déclin d'une épidémie bénigne. On sait qu'il est, dans l'armée, des épidémies dont la mortalité n'a pas dépassé 9 à 10 0/0, en dehors de toute influence thérapeutique notoirement efficace. Au reste, la statistique de MM. Desplats et Van Oye repose sur une observation de 4 années (1877-1880) ; ce n'est, par conséquent, pas la gravité d'une épidémie qu'on peut invoquer pour expliquer leur chiffre de mortalité avec l'acide phénique.

FIN.

SOMMAIRE

J'ai choisi, pour en relever le *tracé*, parmi les dix observations de fièvre typhoïde que le docteur Van Oye, dans sa thèse, consacre plus spécialement à l'étude détaillée des effets antipyrétiques de l'acide phénique (Chap. III), *l'observ. XIX* (p. 65) parce que : 1° le malade (homme de 21 ans) a guéri sans complication grave ; 2° l'acide phénique a été administré constamment, sans interruption, pendant tout le cours de la maladie, à l'exclusion de tout autre remède ; 3° les températures ont été notées régulièrement, fréquemment, du commencement à la fin, — conditions qui ne se trouvent réunies dans aucune des autres observations de MM. Desplats, Claudot ou Van Oye.

Le second tracé est le tracé *habituel* de la fièvre typhoïde traitée par les bains froids.

Nulle démonstration ne m'a paru plus péremptoire que la comparaison de la *ligne moyenne thermique nycthémérale* de ces deux tracés, pour établir la valeur relative ou absolue, soit de l'acide phénique, soit des bains froids, envisagés seulement au point de vue de leur action sur la température fébrile.

En parcourant ces tracés, le lecteur voudra bien se souvenir que, avec l'acide phénique, la *température axillaire* atteint lentement son minimum après le lavement, puis se relève brusquement presque aussitôt après l'avoir touché ;

Après les bains froids, la *température rectale* atteint brusquement, après chaque bain, un minimum où elle se maintient pendant deux heures, puis remonte graduellement pendant la troisième heure.

FIÈVRE TYPHOÏDE TRAITÉE PAR L'ACIDE PHÉNIQUE [1]

Durée du traitement : 10 jours et 6 nuits = 118 gram. 60 d'acide phénique (20,55 en 30 lavements, le jour, et 97,55 par injection rectale continue, soit le jour, soit la nuit.)

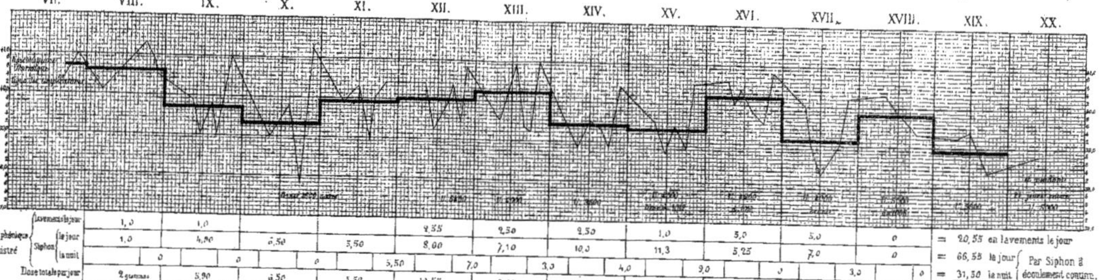

Acide phénique administré															
Lavements le jour	1,0	1,0				2,35	2,50	2,50	1,0	3,0	5,0	0		= 20,55 en lavements le jour
Siphon { le jour	1,0	4,90	5,50	3,50	8,00	7,10	10,0	11,3	5,25	7,0	0			= 66,55 le jour
Siphon { la nuit		0	0	0	5,50	7,0	3,0	4,0	9,0	0	3,0	0		= 31,50 la nuit } Par Siphon à écoulement continu.
Dose totale par jour	2 grammes	5,90	5,50	5,50	10,55	9,60	12,50	12,30	10,25	12,0	0			= 118, 60 = dose totale en 10 jours et 6 nuits.

FIÈVRE TYPHOÏDE TRAITÉE PAR LES BAINS FROIDS [2]

Durée du traitement : 10 jours et 10 nuits = 60 bains.

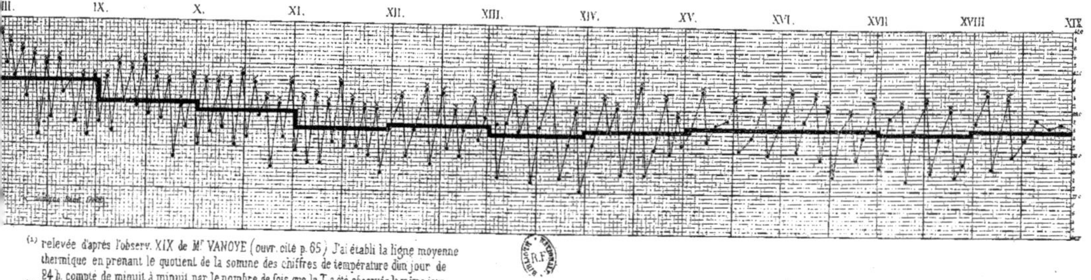

[1] relevée d'après l'observ. XIX de Mr VANOYE (ouvr. cité p. 65) J'ai établi la ligne moyenne thermique en prenant le quotient de la somme des chiffres de température d'un jour de 24 h. compté de minuit à minuit, par le nombre de fois que la T. a été observée le même jour.

[2] in ERAND. Salicyl- oder Wasserbehandlung? Deutsche militairaertzliche Zeitschrift. Heft 6. 1876.